소통을 위한
# 오래오래 시니어요가
## 1

**소통을 위한 오래오래 시니어요가 1편**
발 행 | 2022년 3월 24일
저 자 | 투더웰 주식회사
펴낸이 | 한건희
펴낸곳 | 주식회사 부크크
출판사등록 | 2014.07.15.(제2014-16호)
주 소 | 서울특별시 금천구 가산디지털1로 119 SK트윈타워 A동 305호
전 화 | 1670-8316
이메일 | info@bookk.co.kr

ISBN | 979-11-372-7798-4

www.bookk.co.kr
투더웰 주식회사 2022

소통을 위한

# 오래오래
# 시니어요가
# 1편

투더웰 주식회사 지음

# content

세상과 대화가 필요한 모든 분들께 이 책을 바칩니다.

이 책은 소셜벤처 스타트업,
투더웰 주식회사의 실시간 비대면 시니어케어 서비스
'오래오래 시니어케어'의
시니어요가 커뮤니티 보조교재로 활용하기위해 제작되었습니다.

건강에 대해 함께 이야기하며
지금 함께하는 사람들과의 시간에 행복을 느끼며
앞으로의 새로운 삶을 만들어가보는 건 어떨까요?

작고 조악한 시작이지만,
어느샌가 사회로부터 고립되어 지치고 힘든 많은 분들께
작은 미소와 웃음을 선사하는 다채로운 공간이 되길 바랍니다.

❗ 시니어요가 지도 영상 동영상 보는 방법

유튜브 '오래오래 시니어케어' 검색 혹은
QR 코드 촬영

# 오래오래 시니어요가만의 특별함!

## point 1

가독성이 좋은 글씨체와 큰 글씨 크기로
시니어 분들을 위한 맞춤 요가북

## point 2

각 주제별 건강 질문에 답해보며
나의 건강을 확인

## point 3

5가지의 테마별 동작, 인지활동 등
다양한 내용으로 구성

## point 4

오래오래 시니어케어 유튜브를 통해
강사님 지도 영상 확인

## point 5

난이도를 확인할 수 있어
나의 상태에 따라 운동 조절

# 오래오래 시니어요가
# 이런 분들에게 추천합니다!

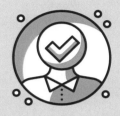

자녀가 독립하여
혼자 생활하고 계시는 분

자녀와 함께 살지만
혼자 있는 시간이
더 많으신 분

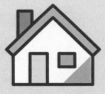

집에서 편하게 교류활동을
하고 싶으신 분

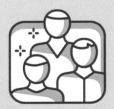

내 또래 친구들과 대화하며
친해지고 싶으신 분

# 시니어 요가
# 장소 및 도구 소개

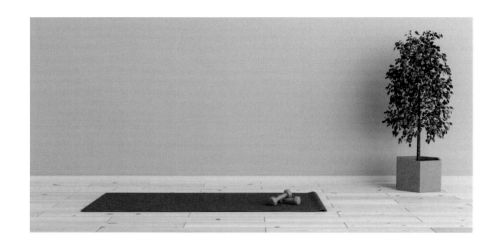

오래오래 시니어요가는 시니어분들이 편안하게
집에서 운동할 수 있는 동작으로 구성하였습니다.
거실, 넓은 방 등 동작을 방해하는 장애물이 없는
넓은 장소에서 요가를 하는 것이 바람직합니다.

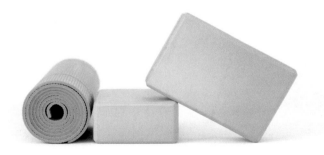

기본적으로 요가 매트와 운동복이 필요하며,
대부분의 요가 동작이 맨몸을 사용하지만
특정 동작에 따라 마사지볼 등의 도구를 사용합니다.

# 시니어 요가
# 테마 소개

시니어요가는 5가지의 테마로 구성되어 있습니다.
나의 상황에 맞추어 원하는 테마를 고른 뒤
다양한 동작들을 시도해볼 수 있습니다.
각 테마는 동작 이름 왼편에 표시되어 있습니다.

## 테마 1 ⚪
건강 주제별 요가 동작

## 테마 2 ⚪
신체 부위별 요가 동작

## 테마 3 ⚪
동물 자세별 요가 동작

## 테마 4 ⚪
소품 이용별 요가 동작

## 테마 5 ⚫
스트레스 이완별 요가 동작

# 소화에 좋은 동작

## 난이도 ⭐⭐⭐

"나이가 들수록 소화력이 점점 약해져
매일 신체활동을 통해 장을 움직이는 것이 중요합니다.
소화가 잘 되는 동작을 통해 위장 건강을 챙겨보아요."

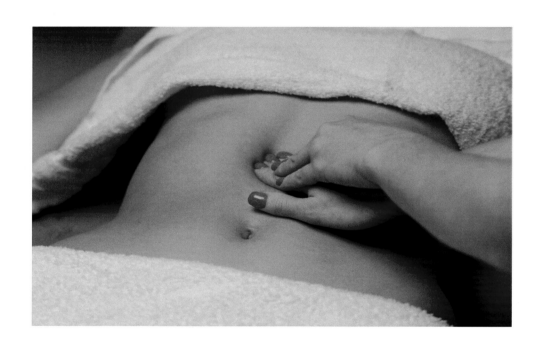

## 대화 주제

① 소화가 안 될 때, 나만의 해결 방법은 무엇인가요?

② 소화가 잘되기 위해서 평소에 어떤 걸 하고 있으신가요?

## 반물고기자세

등 곧게 펴주기

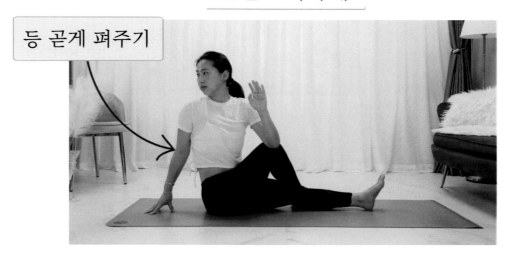

## 지느러미자세

고개와 무릎 방향 반대로

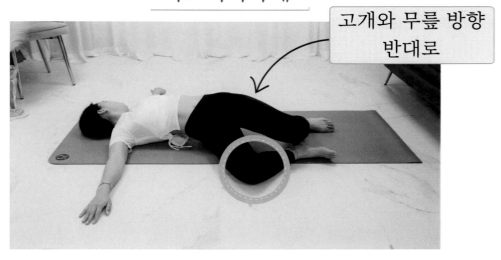

## 한쪽 다리 무릎접어 당기기

가능한 만큼 무릎 끌어 당기기

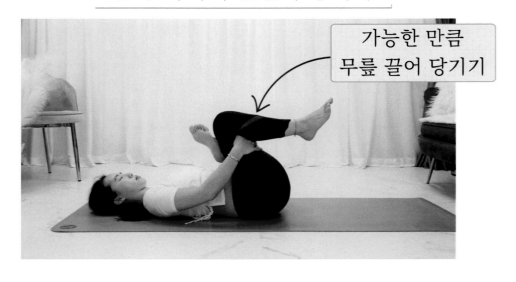

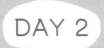

# 목 이완 동작

## 난이도 ★★★

"긴장하면 목이 경직되어 통증이 발생합니다.
마음을 편안하게 가지고 목을 이완해보아요."

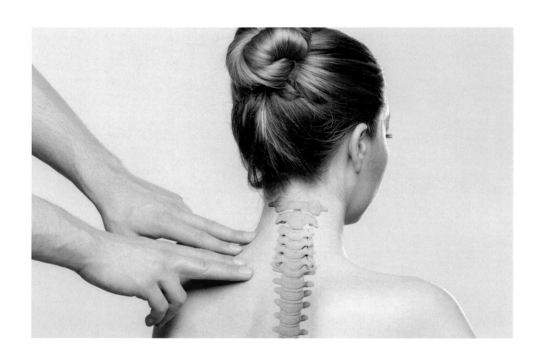

## 대화 주제

① 나의 목에 통증이 생겼던 적이 언제인가요?

② 내가 평소에 긴장하는 순간은 언제인가요?

## 뒷목 강화

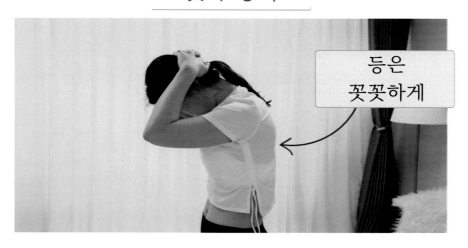

등은 꼿꼿하게

## 옆목 늘리기

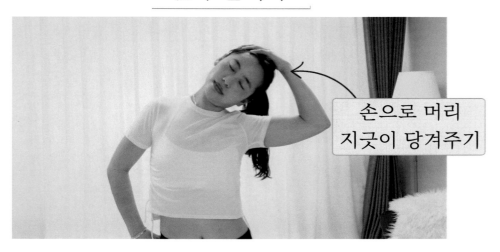

손으로 머리 지긋이 당겨주기

## 우르드바하스타사나

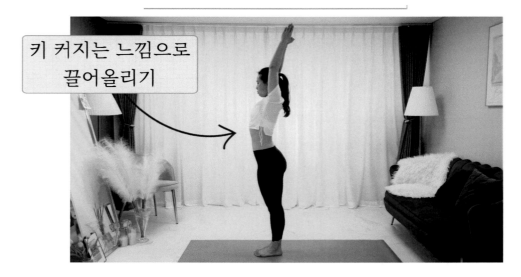

키 커지는 느낌으로 끌어올리기

# 고양이 자세 : 마르자리아사나

## 난이도 ★★★

"고양이가 기지개를 켜는 모습을 본 적 있으신가요?
내가 고양이가 되었다고 생각해보며
마르자리아사나 동작을 따라 해보아요."

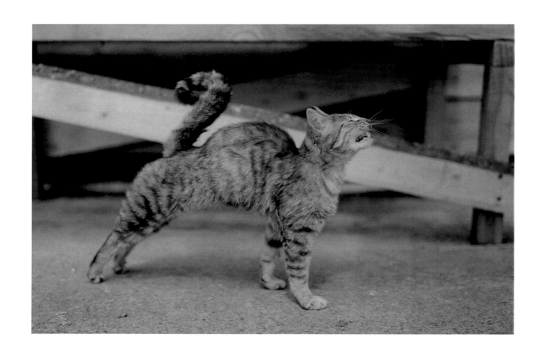

## 대화 주제

① 내가 제일 좋아하는 동물은 무엇인가요?

② 고양이 자세는 어디에 효과가 좋은 운동일까요?

## 고양이 자세 1단계

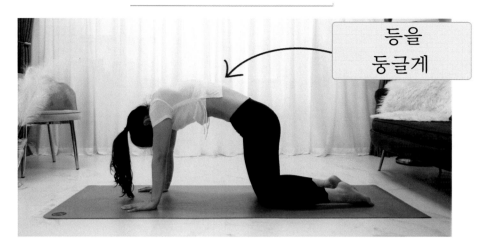

등을
둥글게

## 고양이 자세 2단계

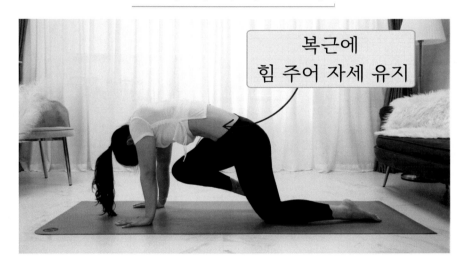

복근에
힘 주어 자세 유지

## 고양이 자세 3단계

팔과 다리
일직선 유지

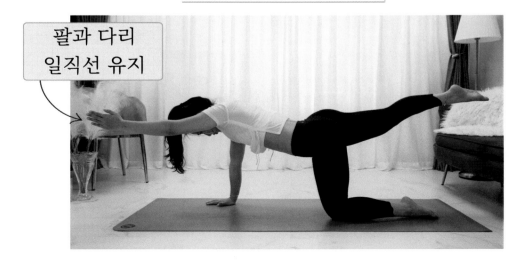

# 수건을 활용한 동작 1

## 난이도 ⭐⭐⭐

"일상생활에서 쉽게 접할 수 있는 물건들로
요가 동작을 따라 할 수 있어요.
일상생활에서도 건강을 위해 실천할 수 있답니다."

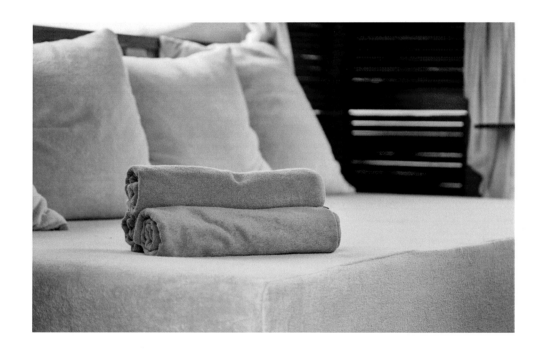

## 대화 주제

1 현재 나의 신체 중 가장 뻣뻣한 부위는 어디인가요?

2 스트레칭을 하루에 몇 번 하시나요?

## 목 이완하기

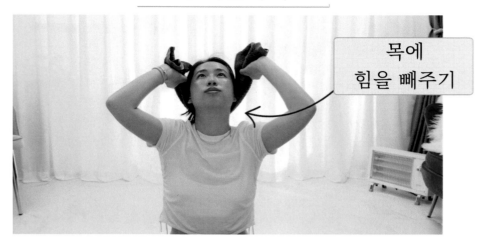

목에
힘을 빼주기

## 자누시르샤아사나

다리
일직선 유지

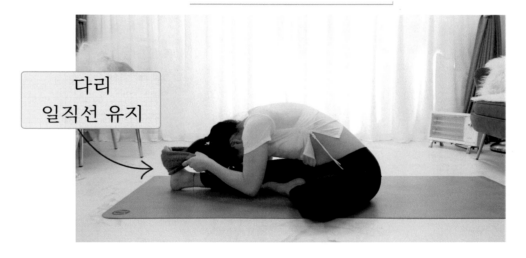

## 허리 이완하기

가슴
활짝 열어주기

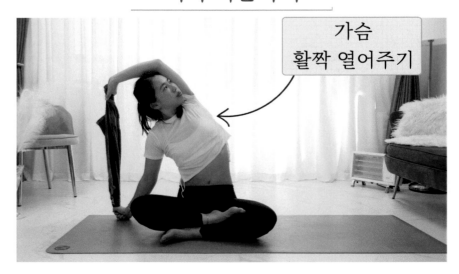

# ● 이완 호흡

## 난이도 ⭐⭐⭐

"우리는 늘 긴장을 하며 살고 있는데,
지금, 이 순간만큼은 긴장을 풀고
나를 가장 편안한 상태를 만들어보아요."

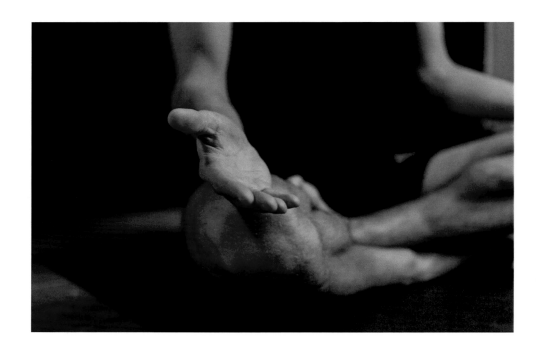

## 대화 주제

① 내가 평소에 제일 편안할 때가 언제인가요?

② 나만의 휴식 장소는 어디인가요?

18

## 요가 동작

### 복식 호흡

몸 전체에 호흡이
퍼진다 생각하며
천천히 호흡

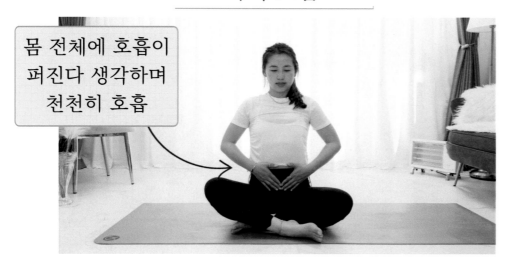

### 가슴 열고 호흡

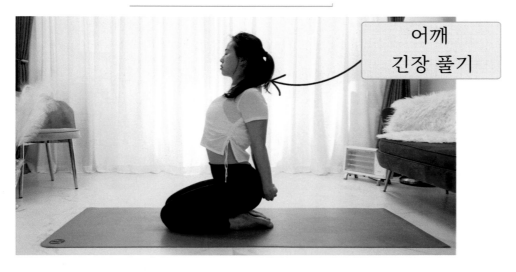

어깨
긴장 풀기

### 사바사나

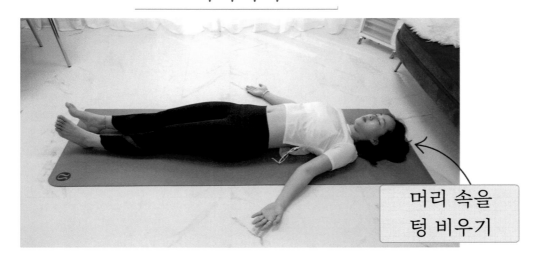

머리 속을
텅 비우기

잠시 쉬어가는 시간

인지 능력 향상에 좋은 치매 예방 활동을 해보아요!

## 1. 자음으로 상상하기

자음에 해당하는 꽃이 무엇인지 선으로 이어보아요!

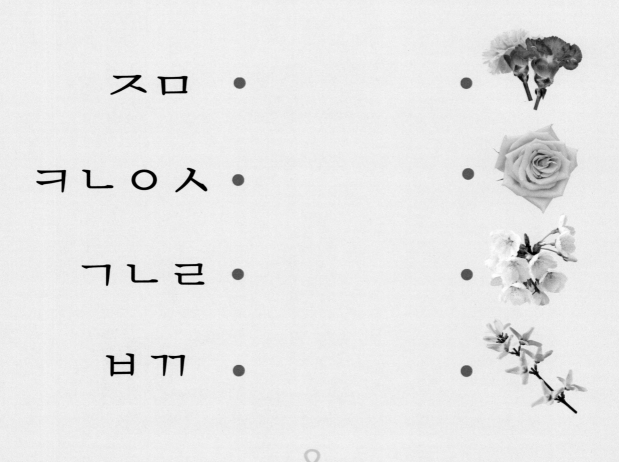

ㅈㅁ •

ㅋㄴㅇㅅ •

ㄱㄴㄹ •

ㅂㄲ •

자음에 해당하는 과일이 무엇인지 써보세요!

ㅅㅂ        ㅅㄱ

ㅍㄷ

ㅂㄴㄴ

## 2. 숫자 계산해보기
더하기, 빼기, 곱하기, 나누기 등 계산을 해보아요!

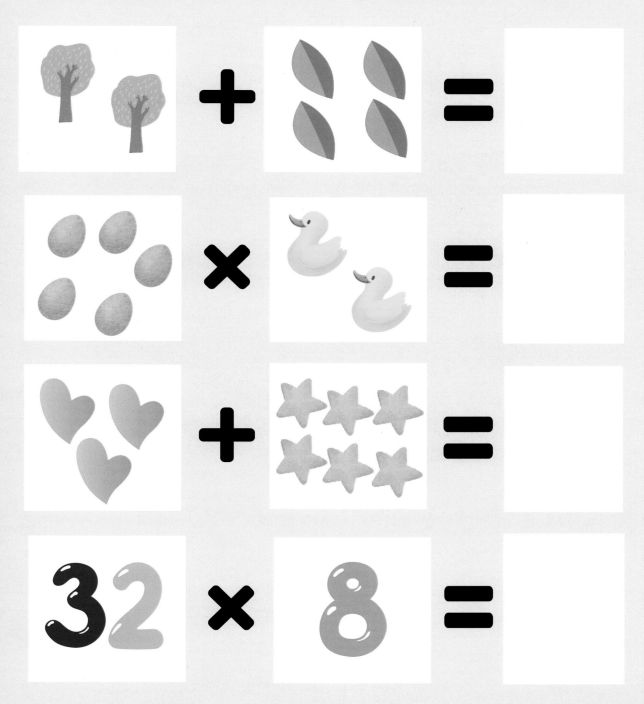

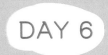

# 식욕 증진에 좋은 동작

## 난이도 ⭐⭐⭐

" '밥이 보약' 이라는 말이 있듯 밥을 잘 먹으면
따로 보약을 먹지 않아도 건강하다는 말이 있습니다.
식욕 증진을 위한 요가 동작을 함께 따라해보아요."

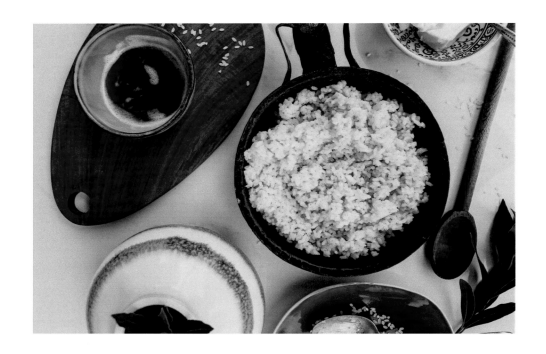

## 대화 주제

1️⃣ 내가 가장 좋아하는 음식은 무엇인가요?

2️⃣ 더운 여름 식욕을 돋우는 나만의 음식은 무엇인가요?

## 풀무 자세

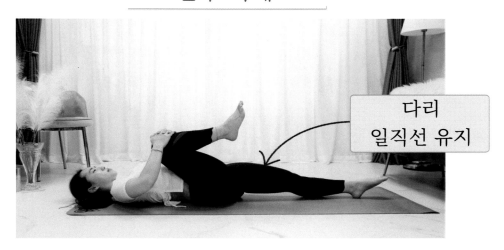

다리
일직선 유지

## 양 무릎 당기기

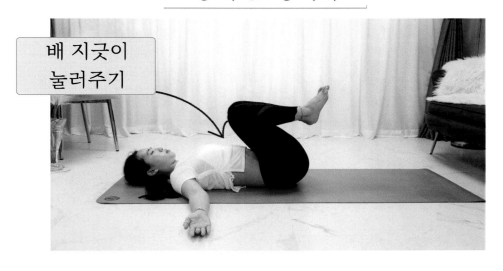

배 지긋이
눌러주기

## 비둘기 자세

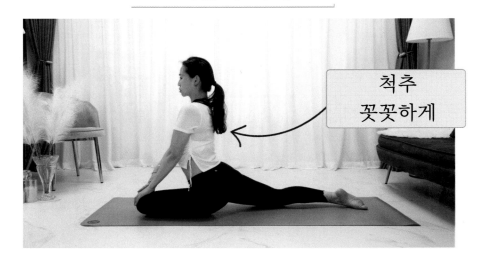

척추
꼿꼿하게

# 어깨 이완 동작

## 난이도 ⭐⭐⭐

"평소보다 어깨가 올라가 있지는 않나요?
나도 모르는 사이에 어깨에 힘이 들어갈 수 있어요.
항상 나의 몸 상태를 인지하는 것이 중요합니다."

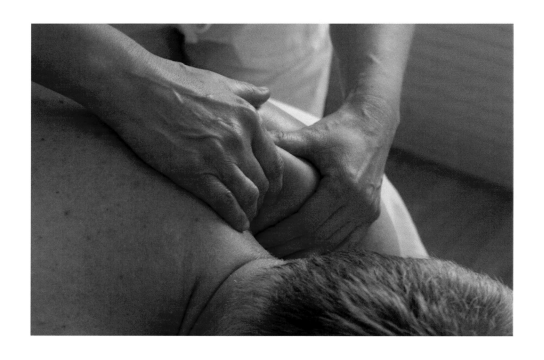

## 대화 주제

① 나의 어깨 건강은 1-10점 중에 몇 점인가요?

② 어깨를 이완하기 위해서 어떤 걸 하고 있으신가요?

## 어깨 스트레칭

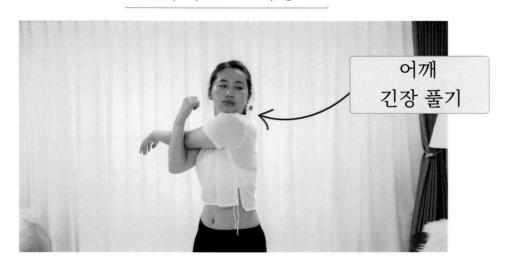

어깨
긴장 풀기

## 양손 뒤로 깍지 껴 어깨 스트레칭

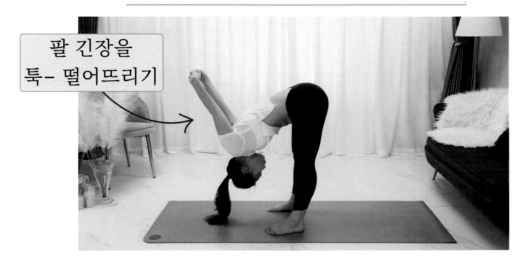

팔 긴장을
툭- 떨어뜨리기

## 엎드려 어깨 스트레칭

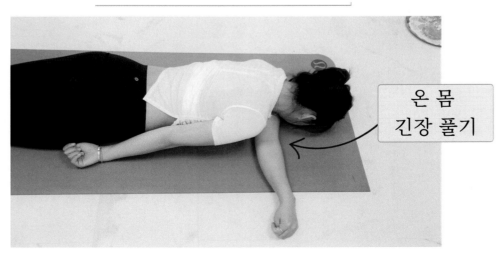

온 몸
긴장 풀기

# 코브라 자세 : 부장가아사나

## 난이도 ⭐⭐⭐

"코브라처럼 유연하게 자세를 만들어보아요.
허리 통증에 많은 도움이 될 거예요."

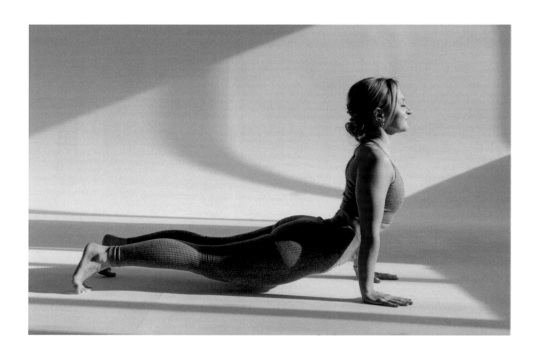

## 대화 주제

① 유연한 코브라처럼, 나의 신체 중 제일 유연한 부위는 어디인가요?

② 허리 건강을 위해 평소에 실천하는 것들을 무엇인가요?

## 코브라 자세 1단계

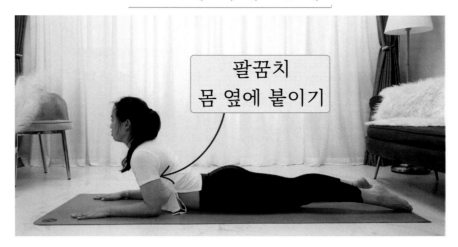

팔꿈치
몸 옆에 붙이기

## 코브라 자세 2단계

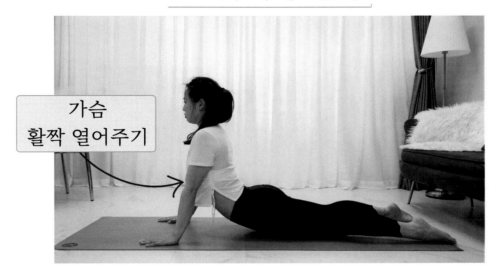

가슴
활짝 열어주기

## 코브라 자세 3단계

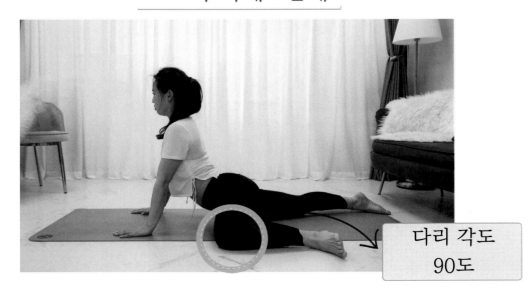

다리 각도
90도

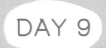

# 마사지 볼을 활용한 동작

\*마사지볼이 없을 경우, 테니스공을 사용해보세요!

## 난이도 ★★★

"마사지 볼을 이용해 나의 신체 구석구석을
살펴보고 정성스럽게 어루만져주세요.
아팠던 곳이 한순간 사르르- 풀리게 될 거예요."

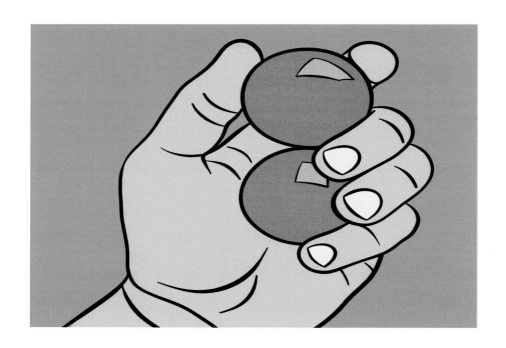

## 대화 주제

1 현재 나의 신체 중 가장 뭉친 부위가 어디인가요?

2 평소에 집에서 마사지를 얼마큼 하시나요?

## 발바닥 마사지

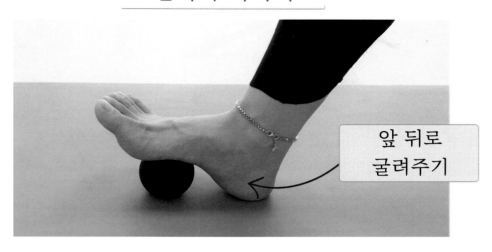

앞 뒤로
굴려주기

## 림프절 마사지

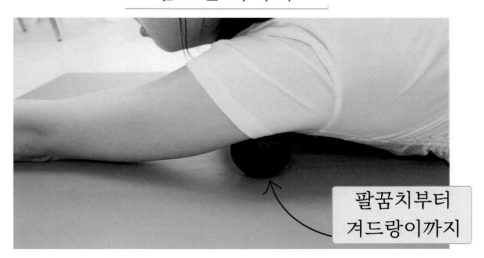

팔꿈치부터
겨드랑이까지

## 발목, 종아리 마사지

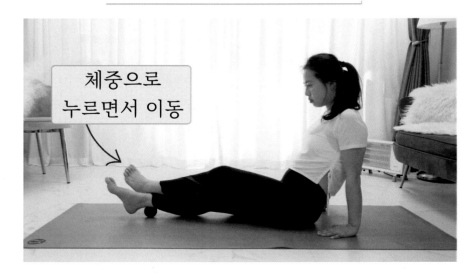

체중으로
누르면서 이동

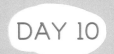

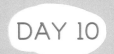
DAY 10

# ● 긴장 완화를 위한 동작

## 난이도 ★ ★ ★

"적당한 긴장은 나아가게 하는 원동력이기도 하죠.
하지만 가끔은 가만히 멈추어
나 자신을 들여다보는 시간도 중요합니다."

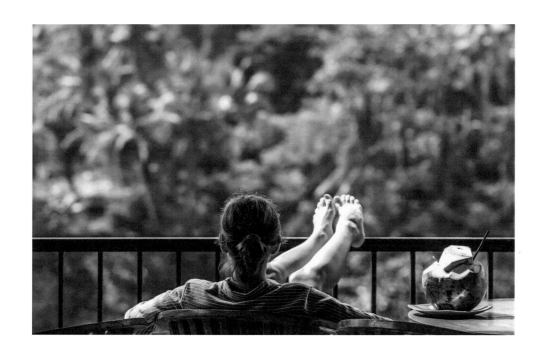

## 대화 주제

① 주로 어떨 때 긴장을 제일 많이 하나요?

② 긴장할 때, 제일 힘이 많이 들어가는 신체 부위가 어디인
가요?

## 팔꿈치 잡고 숙이기

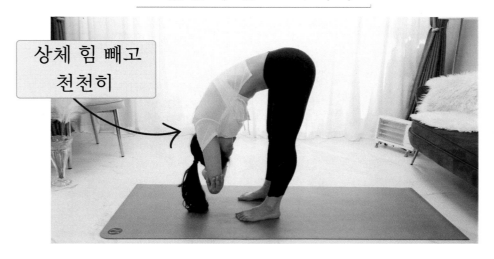

상체 힘 빼고
천천히

## 몸통 돌리기

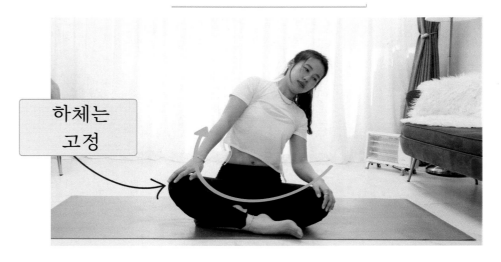

하체는
고정

## 가슴 및 배 호흡

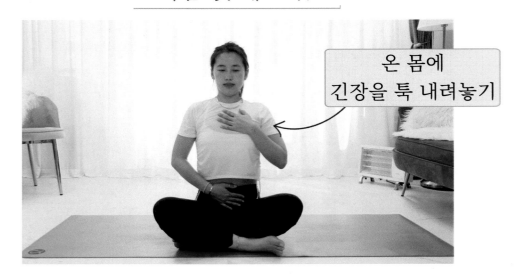

온 몸에
긴장을 툭 내려놓기

잠시 쉬어가는 시간

인지 능력 향상에 좋은 치매 예방 활동을 해보아요!

## 1. 따라써보기

행복한 마음을 담아 예쁜 글씨로 따라써보아요!

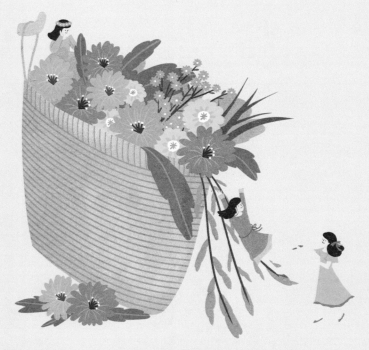

| 나 | 는 | | 나 | 를 | |
|---|---|---|---|---|---|
| 나 | 는 | | 나 | 를 | |

| 사 | 랑 | 합 | 니 | 다 | . |
|---|---|---|---|---|---|
| 사 | 랑 | 합 | 니 | 다 | . |

## 2.시 만들어보기

시인이 되어 나만의 시를 만들어보아요!

주제 : 벚꽃

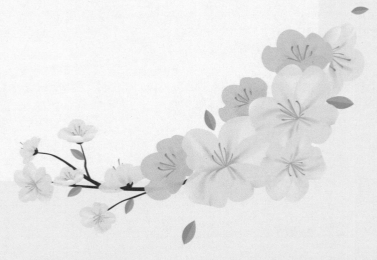

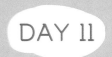

# DAY 11

# 하체 부종 제거에 좋은 동작

## 난이도 ★★★

"평소에 다리에 쥐가 자주 난 적이 있으신가요?
혈액순환이 잘 이루어지지 않아 생기는 증상이니
스트레칭을 통해 하체를 풀어주세요."

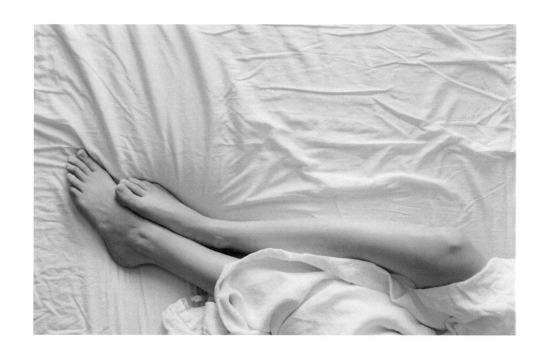

## 대화 주제

① 나의 하체 건강은 1-10점 중에서 몇 점인가요?

② 하체 건강을 위해 어떤 것이 제일 필요하다고 생각하시나요?

## 누워서 다리 위로 벽 붙이기

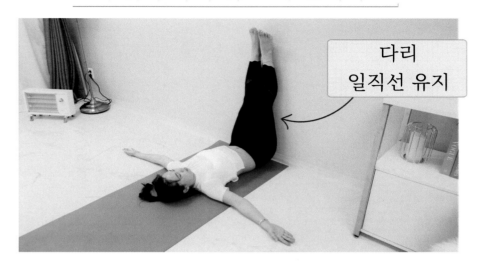

다리
일직선 유지

## 비라아사나

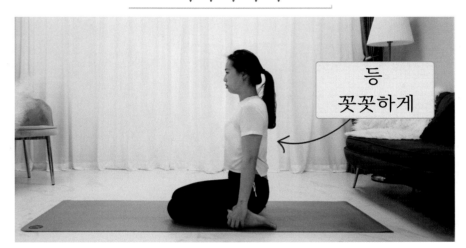

등
꼿꼿하게

## 왜가리 자세

손은
발목, 발, 종아리
내가 가능한
위치에 고정

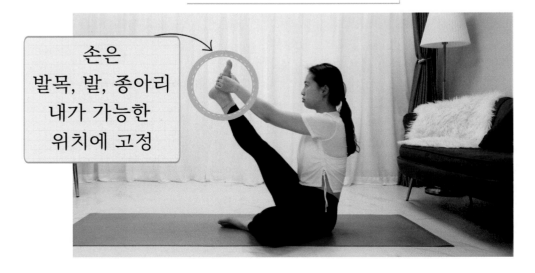

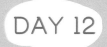

## 허리 강화 동작

난이도 ⭐⭐⭐

"조금만 서 있어도 허리가 아프신가요?
허리 근육은 척추를 지탱하는 중요한 역할을 합니다.
꼿꼿한 허리 근육을 위한 동작을 함께 따라 해보아요."

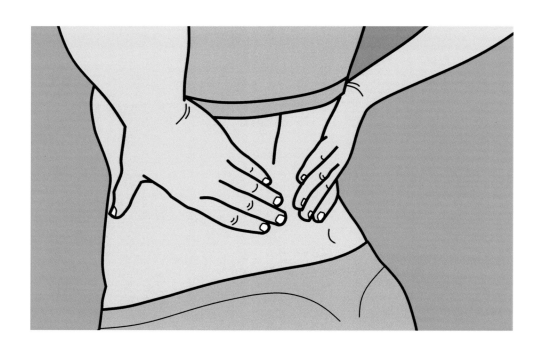

## 대화 주제

1️⃣ 나의 허리 건강은 1-10점 중에 몇 점인가요?

2️⃣ 주로 어떨 때 허리 통증이 생기나요?

## 양 손 교차하여 들어올리기

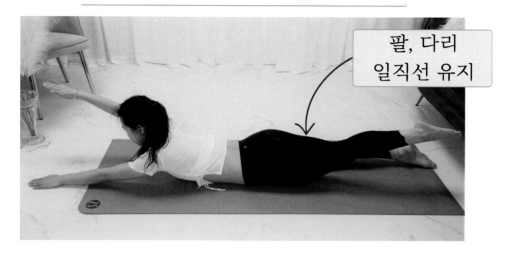

팔, 다리
일직선 유지

## 슈퍼맨 자세

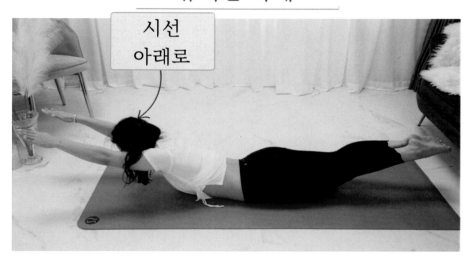

시선
아래로

## 하체 들어올리기

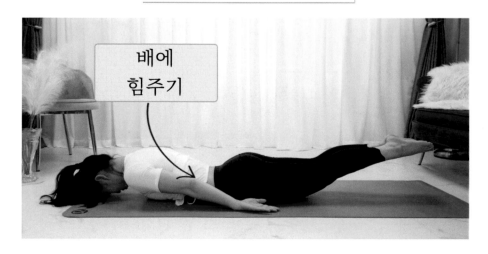

배에
힘주기

## 소 자세 : 비탈라사나

난이도 ⭐⭐☆

"소의 몸 형태와 닮아 있는 요가 자세로
평소에 경험하지 못했던
시원함을 느껴볼 수 있을 거예요"

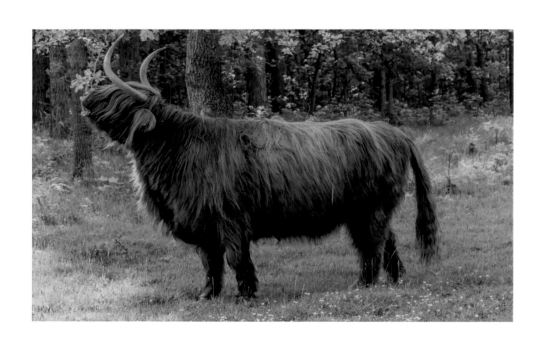

## 대화 주제

① 열심히 일하는 소처럼, 내가 제일 열정적으로 살았던 순간은 언제인가요?

② 발목에 안 좋은 습관은 무엇이라고 생각하시나요?

## 소 자세 1단계

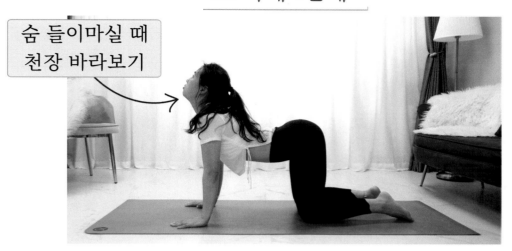

숨 들이마실 때
천장 바라보기

## 소 자세 2단계

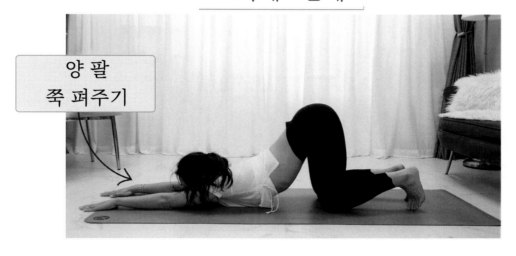

양 팔
쭉 펴주기

## 소 자세 3단계

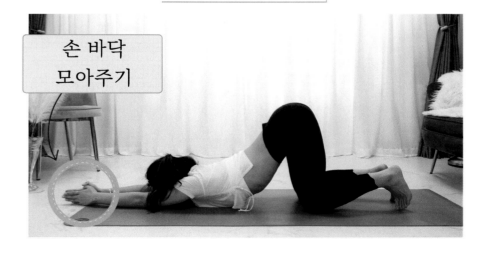

손 바닥
모아주기

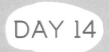 

# 수건을 활용한 동작 2

난이도 ⭐⭐⭐

"수건으로 젖은 얼굴만 닦으시나요?
이제 수건으로 간단한 요가 동작을 해보세요.
시원함은 두 배로 생길 거예요."

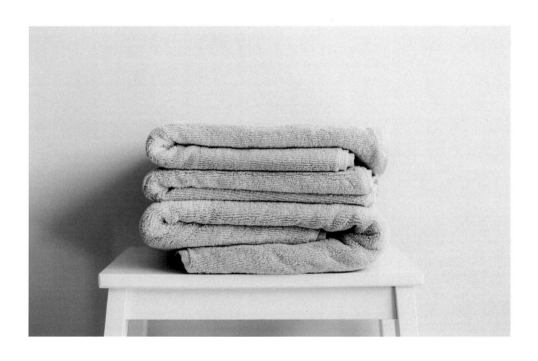

## 대화 주제

① 현재 나의 신체 중 가장 경직된 부위는 어디인가요?

② 집에서 함께 스트레칭을 할 수 있다면 누구랑 하고 싶으신가요?

## 양 팔 뒤로 젖히기

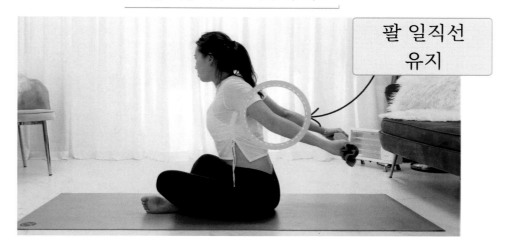

팔 일직선 유지

## 고무카사나

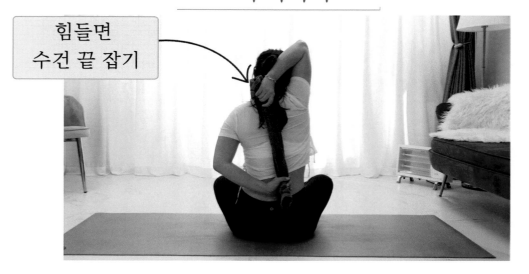

힘들면 수건 끝 잡기

## 몸 비틀기

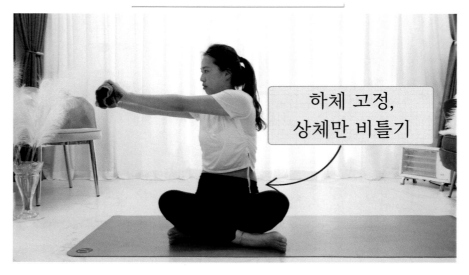

하체 고정, 상체만 비틀기

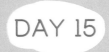 

# ● 화를 다스리는 동작

## 난이도 ⭐⭐⭐

"화가 나면 몸과 마음이 경직되고 움츠러듭니다.
가슴을 펴는 요가 동작을 통해
나의 마음을 활짝 열어보세요."

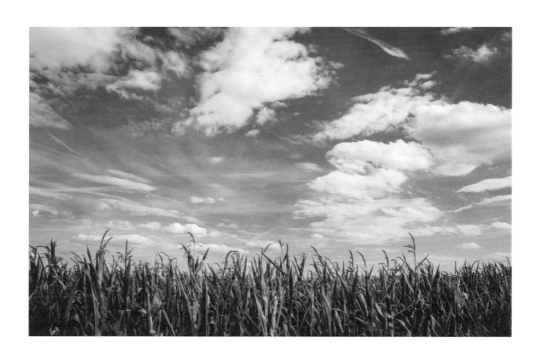

## 대화 주제

① 화를 다스리는 나만의 방법은 무엇인가요?

② 나의 마음이 제일 행복할 때는 언제인가요?

## 깍지 껴 앞으로 밀기

어깨
긴장 풀기

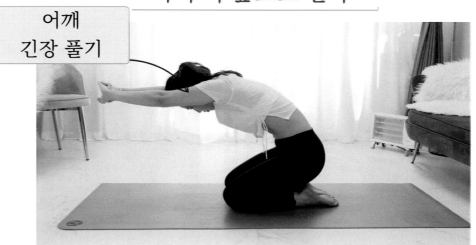

## 허리잡고 골반 밀기

허벅지
일직선 유지

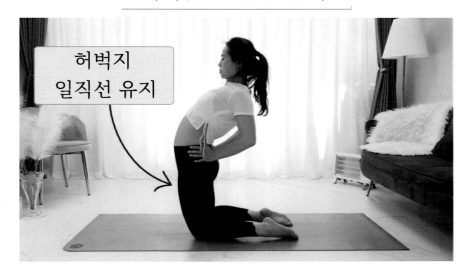

## 안자니아사나

앞다리, 뒷다리
균형 맞게 유지

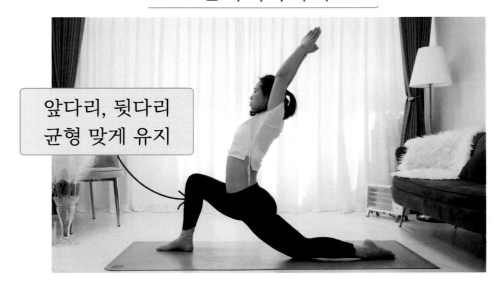

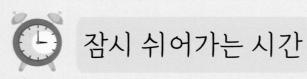 

인지 능력 향상에 좋은 치매 예방 활동을 해보아요!

## 1. 빈칸 채워보기

속담에 알맞은 단어가 무엇인지 빈칸을 채워보아요!

(            )팔자가 상팔자

금강산도 (        )

꼬리가 길면 (          ).

가뭄에 (        ) 나듯 한다.

(        )건너 불구경

## 2. 사물 맞춰보기
그림에 해당하는 곳에 어떤 것이 있을지 상상해보아요!

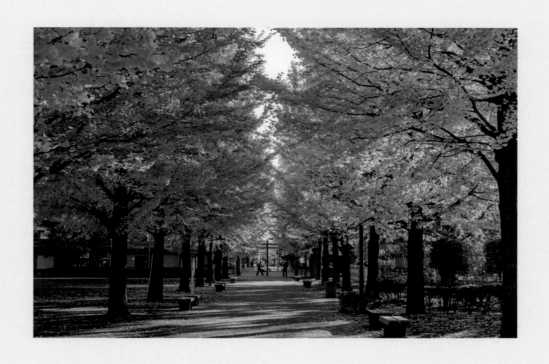

공원에서 보기 힘든 것은 무엇인가요?

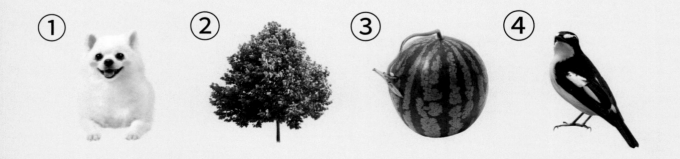

① ② ③ ④

# 피로회복에 좋은 동작

## 난이도 ★★★

"무기력하고 이유 없이 피곤한 날이 있으신가요?
나의 몸에서 건강 신호를 보내고 있는 거랍니다.
활력을 불어넣는 동작을 통해 활기를 되찾아보세요."

## 대화 주제

1 내가 가장 활력있는 시간은 언제인가요?

2 나만의 피로 해소법은 무엇인가요?

# 요가 동작

## 누운 나비 자세

발 바닥 모아주기

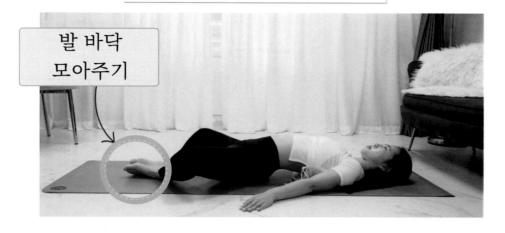

## 옆구리 측면 늘려주기

어깨 긴장 풀기

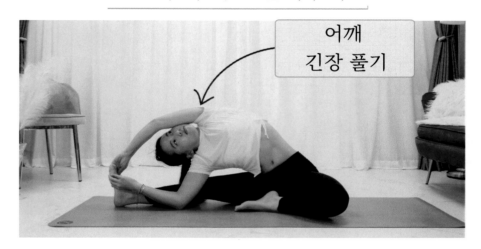

## 손 발 털기

손과 발 동시에 힘껏 흔들기

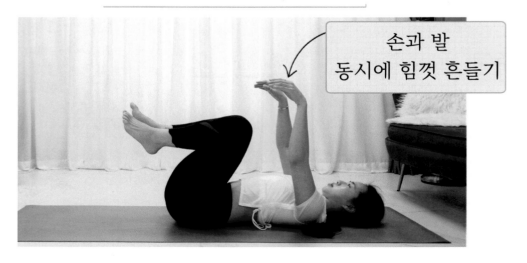

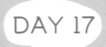

# 등 강화 동작

## 난이도 ⭐⭐☆

"척추가 올바르게 서야 균형을 유지할 수 있습니다.
등 운동을 자주 해주면 척추의 탄력성이 높아져
삶에 생기와 활력을 줄 수 있습니다."

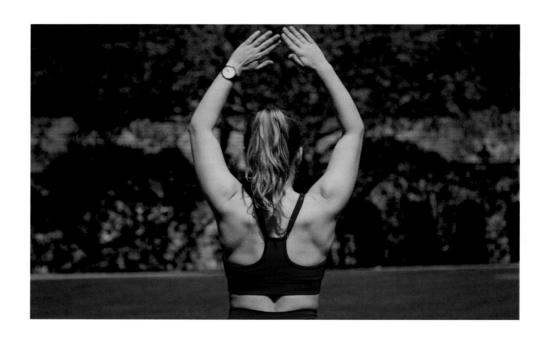

## 대화 주제

① 하루 중 내가 등을 곧게 피는 순간이 몇 번인가요?

② 등 건강 관리를 위해 제일 중요한 것은 무엇일까요?

## 엎드려 팔 W 모양 만들기

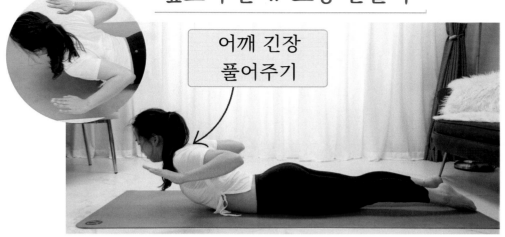

어깨 긴장
풀어주기

## 아쉬탕가아사나

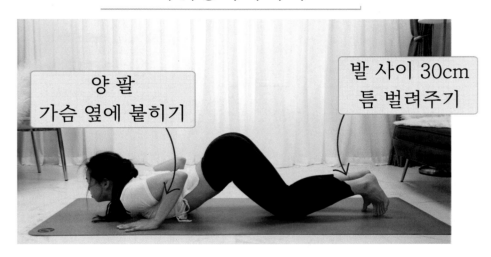

양 팔
가슴 옆에 붙이기

발 사이 30cm
틈 벌려주기

## 양 손 깍지 상체 들어올리기

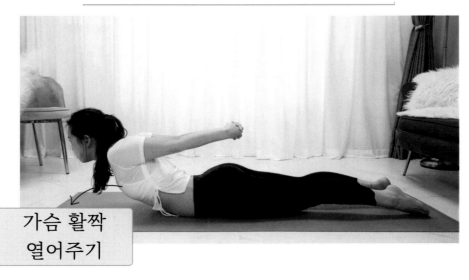

가슴 활짝
열어주기

# 개 자세 : 아도무카스바나아사나

## 난이도 ⭐⭐☆

"개가 몸을 늘리는 자세와 비슷하여 만들어진
아도무카스바나아사나 자세,
간단한 동작으로 하루의 피로를 쉽게 풀 수 있을 거예요."

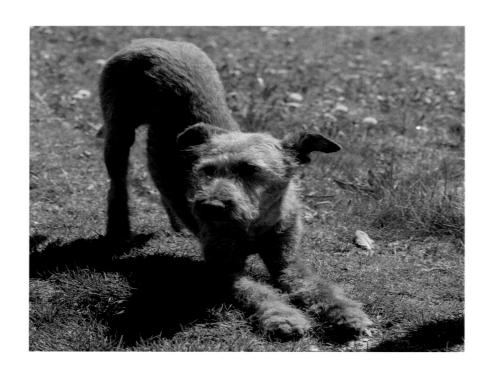

## 대화 주제

1 인생을 살면서 키워봤던 동물은 무엇인가요?

2 개 자세는 어디에 효과가 좋은 운동일까요?

## 개 자세 1단계

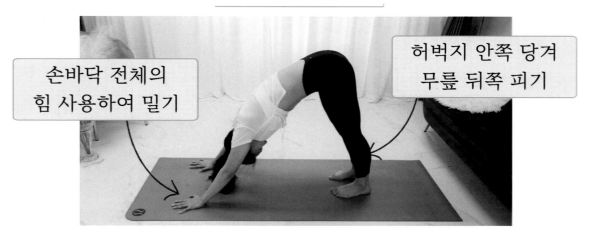

손바닥 전체의
힘 사용하여 밀기

허벅지 안쪽 당겨
무릎 뒤쪽 피기

## 개 자세 2단계

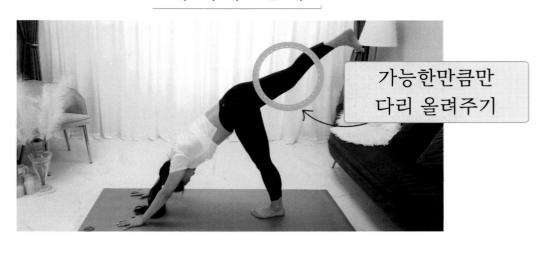

가능한만큼만
다리 올려주기

## 개 자세 3단계

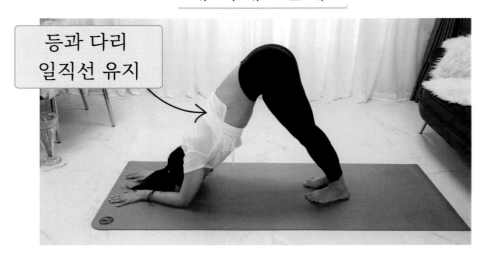

등과 다리
일직선 유지

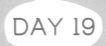

# 블록을 활용한 동작

*블록이 없을 경우, 두꺼운 책이나 두루마리 휴지를 사용해보세요!

## 난이도 ⭐⭐⭐

"혼자 하기 어려웠던 동작도 블록만 있으면
전보다 수월하게 할 수 있을 거예요.
때로는 무언가에 의지하는 것도 필요합니다."

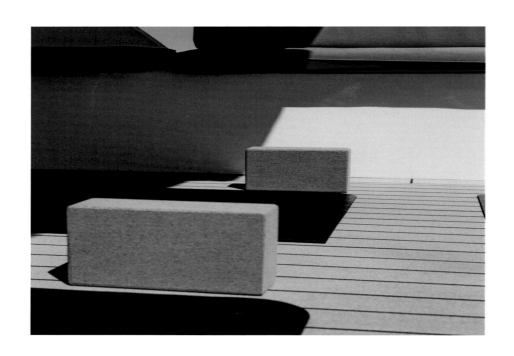

## 대화 주제

① 요가 동작 중 가장 어려운 동작은 무엇인가요?

② 요가를 잘하기 위해서 어떤 것이 제일 중요하다고 생각이 드나요?

## 메뚜기 자세

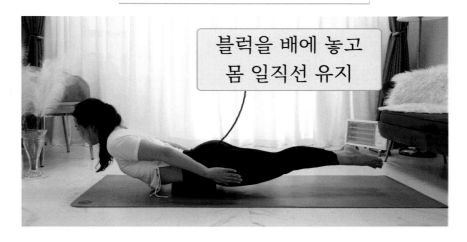

블럭을 배에 놓고
몸 일직선 유지

## 아르다우타나사나

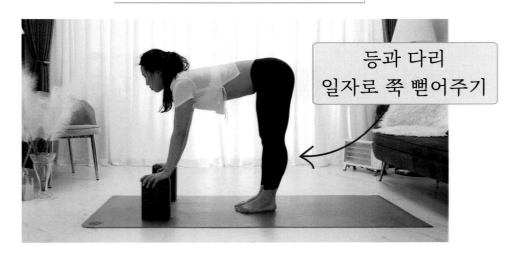

등과 다리
일자로 쭉 뻗어주기

## 파리브리타트리코나아사나

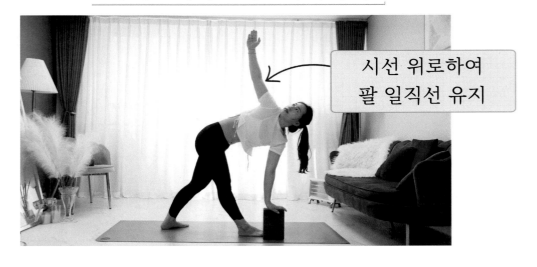

시선 위로하여
팔 일직선 유지

# ● 숙면을 위한 스트레칭

## 난이도 ★ ★ ★

"가끔 혹은 자주 잠 못 드는 밤을 마주하시나요?
오늘 밤은 편안했으면 하는 마음으로
나의 몸 구석구석을 다독여주세요."

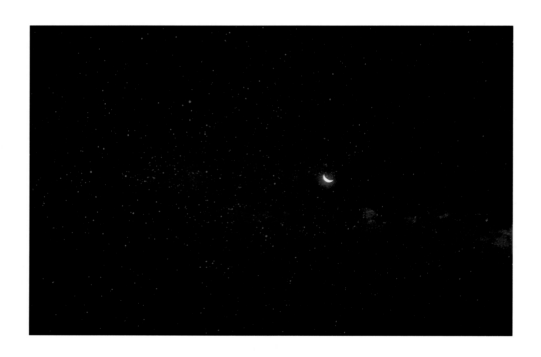

## 대화 주제

① 잠이 오지 않을 때, 잠자리에 들기 위해 어떤 걸 하나요?

② 숙면을 위해서는 어떤 것이 제일 중요하다고 생각하나요?

# 요가 동작

## 다리 접어 상체 피기

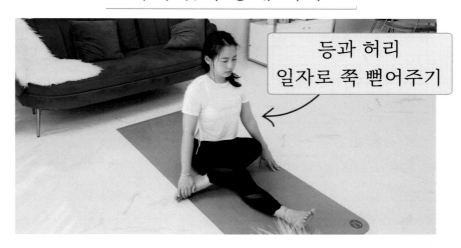

등과 허리
일자로 쭉 뻗어주기

## 한 무릎 접어 트위스트

시선과 무릎
반대 방향으로

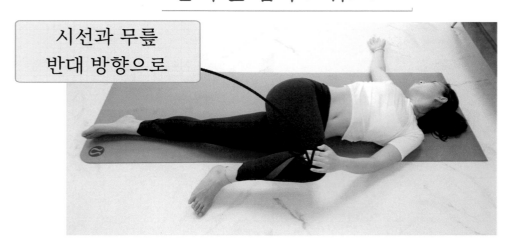

## 양 무릎 접어 트위스트

손으로 무릎
지긋이 누르기

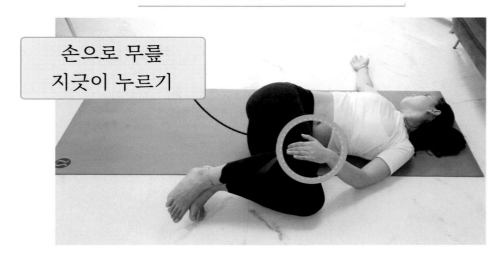

## 1. 나의 요가 일기

내가 가장 좋아했던 요가 동작을 적어보세요.

나중에 꼭 해보고 싶은 요가 동작을 적어보세요.

## 2. 나에게 편지 쓰기

요가는 나의 몸과 마음을 수련하는 일과도 같습니다.
요가를 통해 몸을 쓰듯 내 자신에게도 마음을 써보세요.

# 인지 활동 정답 ✓

*자음으로 상상하기 p20

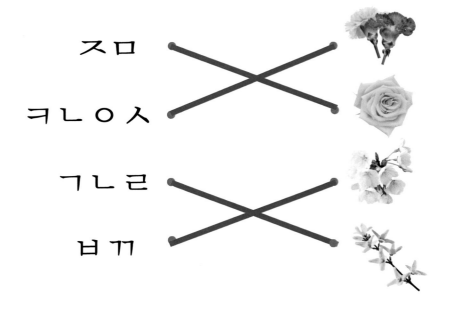

수박      사과

바나나      포도

*숫자 계산하기 p21

1. 6
2. 10
3. 9
4. 256

# 인지 활동 정답

\*빈칸 채워보기 p44

1. 개팔자가 상팔자
2. 금강산도 식후경
3. 꼬리가 길면 밟힌다.
4. 가뭄에 콩나듯 한다.
5. 강 건너 불구경


\*사물 맞춰보기 p45

③

수박은 공원이 아닌 주로 과일가게나 밭에서
볼 수 있다.

오래오래 시니어요가와 함께
건강에 대해 생각해보며 즐거운 시간 보내셨나요?

나의 몸과 마음에 대해
생각하고 대화하고 운동해보며
당신의 인생이 보다 활기찬 삶이 되었기를 바랍니다.

투더웰 주식회사의 '오래오래 시니어케어'는
앞으로도 다양한 커뮤니케이션 케어 시리즈를 통해
여러분께 다가가서 다채로운 삶을 함께 만들어나가고자 합니다.

매일 한 시간,
다양한 사람들과 새로운 공간에서
얼굴 마주하며 재밌는 대화를 나누고
소소한 일상을 공유하는 새로운 친구가 되기까지
오래오래 시니어케어가 노력해 나가겠습니다.

사회적 고립에서 벗어난 삶,
이제는 세상과 소통하며 살아볼까요?

www.tothewell.co.kr